PETIT TRAITÉ

D'HYGIÈNE DE LA FAMILLE

LE DOCTEUR HERBET.

Prix : 20 centimes.

PARIS
HENRI PLON, IMPRIMEUR-ÉDITEUR
Rue Garancière, 10.

AUX MÈRES DE FAMILLE.

C'est à vous, Mesdames, que je dédie ce petit livre. En le rédigeant, je n'ai pas eu l'intention de faire un livre savant ni d'écarter le médecin du lit des malades; ce que j'ai voulu, c'est aborder familièrement le problème si délicat de la santé générale, afin de mettre la famille en état de se défendre de l'invasion redoutable des maladies qui la déciment. Puissé-je avoir réussi, et puissent ces conseils vous permettre de conserver les chérubins que vous affectionnez d'autant plus que leur santé est plus débile.

C'est le vœu du plus dévoué de vos admirateurs.

DOCTEUR HERBET.

PETIT TRAITÉ

D'HYGIÈNE DE LA FAMILLE

PAR LE DOCTEUR HERBET.

L'hygiène est cette partie de la médecine qui a pour but de faire connaître les conditions de la santé et les moyens qui sont en notre pouvoir pour la conserver. Elle apprend à connaître les choses dont l'homme use ou jouit; elle signale l'influence que ces choses peuvent avoir sur l'ensemble de ses organes ou sur quelques-uns en particulier. Un traité d'hygiène est donc à proprement parler un traité de médecine préventive.

On comprendra aisément que dans les quelques pages que nous avons écrites sur ce sujet, nous n'avons pas eu l'intention de rédiger un traité complet sur la matière; ce que nous avons voulu, c'est, en abordant, brièvement pour être lu, le côté le plus intéressant de cette question, de faire apprécier par la famille l'importance d'une bonne hygiène et les dangers qu'on peut conjurer par son application sage et méthodique. Nous avons voulu de plus indiquer l'existence de véritables périls pour la santé publique, ce que tout le monde à peu près ignore, afin que, prévenu, chacun pût, pour soi et pour les siens, prendre les précautions, suivre les indications que la prudence conseille.

En spécifiant ainsi notre sujet, nous aurons l'avantage de pouvoir le traiter plus brièvement et plus complétement, en touchant à peu près à toutes les parties importantes de la question qui nous intéresse.

Les dangers que l'homme doit éviter s'il veut conserver sa santé sont nombreux, et les causes qui les produisent sont diverses. Au premier rang des causes des maladies de l'homme se placent l'hérédité, c'est-à-dire la faculté que possèdent les pères et mères de transmettre à leurs enfants les dispositions ou l'aptitude organique aux maladies dont ils sont eux-mêmes atteints, la constitution du sujet, c'est-à-dire la formule générale de l'organisation particulière à chaque individu, et enfin le tempérament.

L'hérédité, nous l'avons dit, n'engendre pas nécessairement les maladies; elle apporte chez les individus les dispositions et l'aptitude propre aux maladies des ascendants, et c'est déjà trop.

La constitution, qui est le fond de la nature individuelle, est forte ou faible. La différence entre ces deux états, due : 1° à la solidité, à la perfection de la structure anatomique des divers organes, 2° à la régularité du jeu physiologique des diverses fonctions, 3° au degré de force physique, 4° à la résistance aux maladies, 5° à l'énergie de vitalité, porte dans l'organisme la conséquence obligée de son état.

Le tempérament, qui, d'après Hallé, est la résultante des actions vitales des organes et de leurs divers degrés d'irritabilité, est sanguin, nerveux, lymphatique ou bilieux. Il est presque toujours la cause décisive des diverses maladies graves que nous signalerons. *Mais, de même que le tempérament, la constitution et les influences de l'hérédité peuvent être modifiées, améliorées par une bonne hygiène, de même une hygiène mal entendue peut aggraver les influences fâcheuses de l'hérédité et altérer les conditions d'une bonne constitution et d'un bon tempérament.*

Les maladies qui sont généralement causées par le tempérament aidé des influences de la constitution et de l'hérédité sont les suivantes : le rhumatisme articulaire aigu, la goutte, le cancer, l'hypertrophie du cœur, la phthisie, le catarrhe, la pneumonie, l'emphysème, l'asthme, l'apoplexie, la paralysie, les névroses en général, l'anémie et la cachexie scrofuleuse. Le nombre en est grand, on le voit, et il comprend presque toutes les maladies graves contre lesquelles la médecine active est souvent impuissante, tandis qu'une hygiène bien entendue peut souvent les prévenir et les dissiper.

Si le rhumatisme, la goutte, le cancer, l'hypertrophie du cœur, les névroses, sont des maladies très-sérieuses et toujours très-douloureuses, aucune d'elles ne peut être comparée pour la multiplicité des cas aux maladies pulmonaires et à la phthisie. Cette dernière maladie décime à elle seule deux fois plus de sujets non-seulement que toutes les maladies que nous venons d'énumérer, mais encore que toutes les maladies aiguës ensemble. En veut-on une preuve irréfutable? la voici. Un rapport fait à la société médicale des hôpitaux de Paris au mois de novembre 1868, sur le service des hôpitaux civils, constate que, pendant les mois de septembre et octobre 1868 et 1867, ces trois mois seuls sont cités; le nombre des décès par maladies aiguës a été de 391, 387, 378; sur ces chiffres, la phthisie a emporté 227, 232, 241 malades. Il ne faudrait pas penser que ces chiffres sont particuliers au climat de Paris; par tout le globe à peu près la proportion est la même; et si nous consultons le *register-office*, nous voyons que dans une période de cinq ans, que nous prenons seulement comme moyenne sérieuse, le nombre des décès calculés sur un million d'individus vivants a donné par année les résultats suivants :

Décès par phthisie.	3,850
— par variole.	493
— par typhus et autres maladies aiguës.	1,080
— par mort subite.	235
Total.	5,658

Soit 5,658 décès par million d'individus et par année, dont près de 4,000 par phthisie.

On voit que ces deux documents officiels, le rapport à la société médicale des hôpitaux de Paris et le *register-office*, s'accordent complétement, et que l'exactitude de cette effrayante mortalité ne peut être mise en doute.

La phthisie est donc bien réellement le plus sérieux danger auquel soit exposée l'espèce humaine. Ce danger est plus grave mille fois que les maladies épidémiques, contre lesquelles on prend tant de précautions sitôt qu'on en prévoit l'apparition, tandis qu'on reste désarmé en présence d'une maladie qui sévit constamment et qui cause les ravages que nous venons de faire connaître.

Après l'énumération sommaire des maladies dont

nous devons nous défendre, nous allons dire, en prenant l'homme à sa naissance, les règles d'hygiène qui doivent être suivies pour les éviter.

PREMIÈRE ENFANCE.

De la naissance à deux ans, les lois qui président à l'évolution organique du jeune enfant peuvent être réduites à trois principales : 1° il y a prédominance considérable du mouvement de composition et de nutrition sur le mouvement de décomposition, d'où développement et accroissement des organes; 2° ce développement et cet accroissement déterminent l'apparition d'organes nouveaux, telles sont les dents; 3° l'organisme, encore faible et débile, est vivement impressionné par les agents extérieurs en même temps que son degré de résistance est faible.

Ces conditions soumettent l'enfant aux dangers suivants. Par suite de la faiblesse des organes digestifs, qui pourtant sont appelés à travailler énergiquement, si l'alimentation est trop faible, trop abondante ou de mauvaise nature, les fonctions digestives s'opèrent mal, et ces diverses causes produisent souvent des vomissements ou des diarrhées rebelles. Quelquefois ces accidents sont passagers, mais d'autres fois aussi le tube digestif fatigué s'altère d'une façon plus fâcheuse; de là les gastrites et les entéro-colites ou inflammations d'entrailles si fréquentes chez les jeunes sujets, et qui les désorganisent si aisément. Trop souvent aussi on constate le ramollissement de la muqueuse stomacale, cause de la mort de tant de jeunes enfants.

On évitera les accidents graves que nous signalons en prenant les précautions suivantes :

1° On soumettra l'enfant à l'allaitement naturel au sein de la mère, autant que possible, sinon au sein d'une femme bien constituée, d'une santé parfaite, intelligente et d'une humeur douce et égale. On surveillera la qualité des dents de la nourrice, qui doivent être bonnes. On donnera la préférence à une femme brune de peau et ayant des cheveux châtains ou noirs. On veillera à ce que l'alimentation ne soit donnée ni en assez grande abondance pour fatiguer l'estomac de l'enfant au point de provoquer des vomissements, ce qui est fréquent, ni en quantité insuffisante. On surveillera la qualité du lait, qui doit être blanc, épais et crémeux. A six mois, on ajoutera à l'allaitement naturel et progressivement quelques matières alimentaires, en particulier des féculents, et plus tard des potages. L'époque du sevrage devra être retardée autant que possible, à deux ans si faire se peut, en raison de la terminaison de la dentition qui a lieu à cette époque; en tous cas, le sevrage devra s'opérer d'une façon progressive.

2° Les accidents qui peuvent survenir à l'époque de l'éruption dentaire doivent engager à redoubler de soins. Les douleurs de la dentition seront combattues très-sûrement par le *mellite dentaire* du docteur Drouet, en légères frictions sur les gencives; le calme produit par ces petites frictions mettra à l'abri des inflammations, des congestions et des convulsions qui en sont souvent la conséquence. Les toux, rhumes, bronchites, coqueluches, qui accompagnent toujours l'évolution dentaire, seront traités par le sirop de

Berthé [1] à la dose de quelques cuillerées à café, suivant l'âge de l'enfant; les inflammations d'entrailles par les lavements émollients, les embrocations avec l'huile de camomille camphrée sur le ventre, les cataplasmes, etc.

3° On doit éviter aux enfants les impressions trop vives de chaleur, de froid, de lumière et d'humidité, qui peuvent à cet âge plus qu'à tout autre être le point de départ de maladies graves dont les suites persistent une partie de la vie. Dans les premiers mois qui suivent la naissance, l'usage des ablutions et des bains est très-utile pour le jeune être; mais, contrairement à l'opinion de quelques médecins, nous rejetons les ablutions froides, dont fréquemment l'usage produit des résultats opposés à ceux qu'on attend, et nous recommandons les bains tièdes, qui ne peuvent être trop fréquemment appliqués. Il est de toute nécessité d'essuyer ensuite les enfants avec des linges chauds pour éviter le refroidissement, et de les coucher pendant quelques instants.

DEUXIÈME ENFANCE.

La deuxième enfance commence à l'époque du sevrage et s'étend jusqu'à celle de la puberté, que l'on peut fixer en moyenne à douze ans pour les filles, à quinze ans pour les garçons.

[1] Les quelques médicaments ou produits hygiéniques que nous aurons l'occasion de conseiller dans le cours de ce petit travail sont *tous* des produits recommandés par les sommités médicales, ou approuvés par l'Académie de médecine, ou rangés, comme les préparations à la codéine de Berthé, au nombre des *médicaments officiels de l'Empire français*. Ils se trouvent dans toutes les bonnes pharmacies, et à Paris, pharmacie du Louvre, 151, rue Saint-Honoré.

Pendant cette période, l'évolution organique continue, l'enfant croît, grandit ; ses organes se développent, se perfectionnent, mais avec plus de lenteur que pendant la lactation.

On retrouve ici les trois lois établies pour la première enfance, seulement elles sont un peu moins précises.

Les maladies du tube digestif, tout en étant plus rares que dans le premier âge, sont fréquentes encore. La diarrhée se produit assez souvent, la gastrite aiguë est rare, tandis que les entéro-colites se manifestent souvent. C'est à la première partie de cette seconde période de la vie que se développent le carreau, le ballonnement du ventre et les débuts des affections scrofuleuses, dont les suites sont si graves. Une mauvaise nourriture, l'usage de matières alimentaires contenant des principes de digestion difficile, une quantité insuffisante ou trop abondante d'aliments, sont les causes principales de ces maladies diverses. Les organes respiratoires fonctionnent avec énergie, aussi n'est-il pas étonnant qu'ils soient le siége de maladies nombreuses; les laryngites, les bronchites, le croup, la coqueluche, les pneumonies, sont extrêmement fréquents. Les maladies éruptives, variole, scarlatine, rougeole, sont aussi presque générales dans la deuxième enfance; enfin la fièvre typhoïde commence à se montrer et n'est même pas très-rare. De plus, les affections diathésiques ont également bien souvent pour point de départ, chez les enfants de deux à quinze ans, d'autres affections qui, par le seul fait de leur existence, ont entravé la nutrition des tissus; c'est ainsi que le rachitis, les tubercules, la phthisie, les scrofules, ont été très-souvent précédés des maladies des voies digestives, qui ont agi en s'opposant à la digestion et par conséquent à l'assimilation des aliments, le grand acte de la vie organique.

Une nouvelle fonction se développe dans la seconde enfance, c'est l'intelligence, qui jusqu'à deux ans était obtuse et bornée à peu près aux instincts. Éviter la surexcitation de cette fonction; la méningite aiguë, les convulsions, l'épilepsie, la chorée, la contracture des extrémités, sont la conséquence de la suractivité organique et fonctionnelle du cerveau.

Cette seconde période de la vie est, on le voit, très-exposée et demande une attention et une surveillance constantes de la part des parents.

Il faut aux enfants de cet âge une nourriture saine et de facile digestion, contenant dans une proportion suffisante les éléments réparateurs azotés (viande, poisson) et les aliments respiratoires (pain, corps gras et féculents). La nourriture doit être réglée et prise à des heures fixes. Si les fonctions digestives ne s'opèrent pas convenablement, les rendre plus faciles en faisant prendre à l'enfant, après son repas, quelques pastilles à la pepsine de Wasmann, si ce sont les aliments azotés qui digèrent avec difficulté, ou quelques bonbons à la diastase de Peuvret, si ce sont les aliments féculents qui passent avec peine.

En présence d'une digestion ordinairement difficile, la famille ne doit pas rester désarmée; comme la nutrition à cet âge est le besoin le plus impérieux de l'organisme, il faut de toute nécessité nourrir l'enfant.

On y arrive, dans les cas d'inappétence fréquente et de digestion difficile, en faisant prendre à l'enfant d'abord une cuillerée à café, puis une, puis deux cuillerées à bouche d'huile de foie de morue brune de Berthé. Cette huile présente sous un petit volume un aliment réparateur important qui se digère avec la plus grande facilité et qu'on administre aisément en mouillant préalablement la bouche avec quelques gouttes d'eau salée. Chez les jeunes enfants, l'administration de l'huile de Berthé devient rapidement très-facile; le plus grand nombre la prend avec plaisir après quelques jours de son usage. L'inappétence absolue sera avantageusement combattue par l'emploi de l'élixir hygiénique au quinquina du docteur Muller, pris à la dose d'une cuillerée à café ou à bouche une heure avant le repas.

Agréable à prendre comme la liqueur la plus délicate, cet élixir est facilement ingéré par les enfants, et s'associant parfaitement avec l'usage de l'huile de foie de morue, il a rendu d'immenses services à l'hygiène de l'enfance. Les bronchites, toux, coqueluches, doivent être soignées avec la plus grande attention. On se trouvera très-bien de l'emploi du sirop et de la pâte de Berthé pris seuls ou dans des infusions émollientes de mauve ou de fruits pectoraux.

L'appareil respiratoire exige une satisfaction complète; il faut aux enfants un air renouvelé. Il est nécessaire d'éviter toute fatigue intellectuelle trop grande, toute tension d'esprit trop considérable, toute émotion trop vive; enfin, une règle importante à observer, c'est de veiller à ce qu'ils ne puissent prendre des habitudes vicieuses, car dans le jeune âge ces habitudes se prennent avec une grande facilité et ne peuvent être déracinées qu'avec peine.

Pendant les premières années de cette seconde enfance, les bains devront être autant que possible très-fréquents, deux par semaine au moins ; et depuis cinq jusqu'à douze ou quinze ans, au moins un tous les huit jours.

ADOLESCENCE, JEUNESSE.

Cet état commence à la puberté, c'est-à-dire à l'âge de douze à quinze ans. Chez les jeunes filles, c'est l'instant où les menstrues s'établissent, chez les garçons, où la formation se produit. Cette période se prolonge jusqu'à vingt ans. Pendant tout ce temps l'accroissement continue, le développement et le perfectionnement des divers appareils s'accomplissent. Bien que l'adolescent soit devenu moins impressionnable aux agents extérieurs, il traverse encore une période très-difficile, et pendant laquelle trop de sujets disparaissent. L'organisme en état de formation définitive a besoin d'être vigoureusement soutenu, et pourtant c'est le moment où l'alimentation devient en général le plus difficile. L'inappétence, le dégoût de toute alimentation substantielle, le désir de ne se nourrir que de crudités, salades, fruits, etc., sont les conséquences de l'état de transition importante que subit l'individu. Chez la jeune fille, la chlorose ou pâles couleurs est presque toujours l'affection obligée de cette époque de formation. Souvent aussi l'anémie générale envahit l'organisme, et comme conséquence on constate les palpitations de cœur, les névroses, chorées, hystéries, et sous son influence, les affections pulmonaires prennent facilement un caractère alarmant. Chez les garçons, on observe fréquemment un état général de langueur qu'il est important de surveiller avec attention.

Il sera de toute nécessité d'aider cette période de transformation par des exercices de gymnastique bien entendus, autant que possible exécutés tous les jours ou au moins trois fois la semaine.

L'appétit devra être excité par tous les moyens possibles; l'élixir hygiénique au quinquina du docteur Muller sera pris avec le plus grand succès. L'alimentation doit être tonique et fortifiante, composée surtout de viandes rôties ou grillées. L'affection chlorotique, l'anémie, les pâles couleurs, seront combattues avec succès par les bonbons ferrugineux du docteur Muller, qui se croquent comme la dragée la plus agréable, et qui à ce titre agissent d'autant mieux qu'ils sont pris sans dégoût. L'élixir du docteur Muller sera avantageusement associé aux bonbons ferrugineux; mais dans ce cas il devra être pris le matin, tandis que les bonbons seront croqués après le repas. L'état languissant des garçons, la pâleur de la face, l'inappétence, seront combattus par les mêmes moyens. On surveillera la poitrine avec la plus grande attention. Point de toux, de rhume, de grippe, de bronchite, qui ne soit traité avec le plus grand soin (tisanes émollientes, eau de goudron avec sirop de Berthé; dans les absences nécessitées par les besoins du travail ou des études, pâte de Berthé). La poitrine sera recouverte de flanelle chaude et épaisse, et si l'affection catarrhale paraît vouloir prendre de la persistance, avoir de suite recours à l'huile de foie de morue brune, de beaucoup la plus active et la plus efficace. A cet âge, les bains sont encore fort utiles; mais l'usage des bains froids peut alors être supporté. On se trouvera bien d'associer à la gymnastique, pendant la saison d'été, un ou deux bains froids par semaine; pendant l'hiver, on y suppléera par des ablutions froides faites sur tout le corps avec une forte éponge. Au début, ces ablutions seront faites avec de l'eau légèrement tiédie, puis progressivement on emploiera de l'eau de plus en plus froide, qu'on supportera très-aisément.

VIRILITÉ.

La virilité comprend le laps de temps qui s'écoule de vingt à soixante ans. Dans cette longue période, les tissus et les organes ont acquis tout leur développement, l'individu est complet. Si les règles générales d'hygiène que nous avons indiquées plus haut ont été régulièrement suivies, la constitution du sujet et son tempérament se seront suffisamment affermis pour que les influences pernicieuses que nous avons signalées au début de ce petit livre aient été victorieusement combattues. On n'aura donc plus à se défendre que contre les affections aiguës qui sont le plus souvent causées par les imprudences, les excès de travail ou les écarts de régime. Ces maladies sont différentes suivant la prédominance du tempérament du sujet. Nous allons, pour être complet, faire connaître les maladies afférentes à chaque tempérament et indiquer les règles générales d'hygiène auxquelles on devra se soumettre pour les éviter.

TEMPÉRAMENT SANGUIN.

Il est généralement admis que le tempérament sanguin dispose aux phlegmasies, aux hémorragies, à l'hypertrophie du cœur et à l'hémorragie cérébrale. Les rhumatismes aigus, la goutte, apanage des gens fortement constitués, sont les maladies qui menacent plus particulièrement les individus à tempérament sanguin.

Les règles hygiéniques propres à ce tempérament sont les suivantes :

1° N'avoir recours aux émissions sanguines qu'avec sobriété, autrement il faudrait y revenir souvent, car le sang se répare avec une grande rapidité;

2° Prendre une alimentation saine, mais médiocrement abondante et peu excitante; éviter les boissons stimulantes, le café et les alcooliques;

3° Se soumettre à un exercice fréquent, afin de mettre en jeu l'activité du système musculaire et de dépenser le plus possible de ce sang si riche et qui se répare avec tant de facilité;

4° Éviter la chaleur trop élevée, habiter autant que possible des appartements spacieux et largement aérés;

5° Les affections, quelles qu'elles soient, étant toujours portées à prendre un caractère inflammatoire, les traiter toutes dès le début : les affections pulmonaires, rhumes, grippe, bronchite, par le sirop et la pâte de Berthé à la codéine, qui, sans action sur le cerveau, sont recommandés dans cette circonstance d'une manière toute spéciale; les affections rhumatismales et goutteuses, par les dragées antigoutteuses du docteur Thompson, dont les effets sont vraiment merveilleux, et qui peuvent être considérées comme le spécifique par excellence de ces maladies ;

6° Surveiller avec attention les fonctions digestives, qui doivent toujours s'opérer régulièrement ; pas de digestions difficiles, pas de constipations qui portent le sang à la tête et prédisposent aux congestions. La constipation sera combattue par le vin toni-purgatif du docteur Barbier ; les mauvaises digestions, par les pastilles de Wasmann ou les bonbons à la diastase de Peuvret.

TEMPÉRAMENT NERVEUX.

Le tempérament nerveux, nié par quelques médecins, existe pourtant réellement. Il s'accorde généralement avec les signes extérieurs suivants : complexion maigre, fibres grêles, muscles peu développés, figure pâle, mobile et expressive, œil vif, front haut, mouvements brusques et saccadés. Ce tempérament s'observe plus souvent chez les femmes que chez les hommes. Quand une maladie quelconque vient à se développer chez les individus nerveux, il n'est pas rare de voir se manifester des phénomènes insolites qui quelquefois peuvent masquer l'état morbide qui en a été le point de départ. Chez ces individus, les névroses de toute espèce se développent plus facilement que chez les individus d'un autre tempérament.

Surveiller avec la plus grande attention l'âge de la puberté chez les individus nerveux. Chez les jeunes filles surtout, l'époque de la formation est quelquefois difficile à passer : aider la régularisation de la menstruation par l'élixir hygiénique au quinquina du docteur Muller et les bonbons ferrugineux du même docteur; insister sur les bains et les ablutions, d'abord tièdes, puis froides, exercice gymnastique modéré, mais fréquent et régulier; combattre l'état nerveux général, quand il est surexcité, par les perles d'éther du docteur Clertan et par les perles d'éthérolé, de castoréum et de valériane.

Les règles hygiéniques générales sont les suivantes :

1° Éviter toutes causes capables de mettre en jeu la susceptibilité du système nerveux et en particulier celles qui agissent sur les facultés intellectuelles;

2° Nourriture substantielle, mais non excitante; soutenir l'appétit souvent chancelant et fantaisiste par l'usage continu de l'élixir hygiénique au quinquina;

3° Veiller à la régularité des fonctions digestives, très-souvent dérangées, et qu'on aidera soit avec les pastilles de Wasmann, soit avec les bonbons à la diastase de Peuvret. Pas de constipations surtout, car elles sont souvent très-persistantes : les combattre avec des lavements simples et froids tous les matins en se levant, ou bien légèrement salés si cela devenait nécessaire; au besoin on aurait recours au vin toni-purgatif du docteur Barbier;

4° Prendre des bains fréquents, tièdes ou froids, et chauds seulement en cas de surexcitation nerveuse;

5° Se livrer à un exercice modéré, mais pourtant assez énergique; habiter la campagne autant que possible et mener une vie active, laborieuse, mais en évitant d'exciter l'intelligence;

6° Surveiller la poitrine et ne laisser prendre à

aucune affection le caractère d'irritation nerveuse, si fatigante et souvent si pernicieuse. Toutes les grippes, bronchites, rhumes, toux nerveuses, seront dès le début traités par le sirop et la pâte de Berthé exclusivement, parce qu'ils sont sans action sur les centres nerveux, et qu'ils ne congestionnent jamais.

TEMPÉRAMENTS LYMPHATIQUE, NERVOSO-LYMPHATIQUE ET SANGUIN-LYMPHATIQUE.

Les individus à tempérament lymphatique ne présentent en général qu'un faible degré de résistance à l'action des agents physiques et aux causes des maladies de diverses natures. Il en résulte que les maladies ont plus de prise et sévissent de préférence sur eux. Les signes extérieurs du tempérament lymphatique sont les suivants : cheveux fins, peau fine et blanche dans les climats tempérés, système pileux peu développé, chairs molles, lèvres, intérieur des paupières peu colorés, volume exagéré du nez, des lèvres et des oreilles, dents souvent altérées, joues plaquées de rouge. Les individus à tempérament lymphatique ont une prédisposition singulière aux inflammations aiguës et surtout chroniques des membranes muqueuses et de la peau. Ainsi, du côté des organes des sens, les ophthalmies, les coryzas, les otites ou inflammations des oreilles; du côté du tube digestif, les angines et les entéro-colites ; du côté de l'appareil respiratoire, les bronchites aiguës et chroniques, la phthisie, etc., etc. Ils sont de plus prédisposés aux affections scrofuleuses et tuberculeuses ; enfin il est d'observation que chez ces sujets la plupart des maladies sont plus rebelles, plus difficiles à faire disparaître d'une manière radicale que chez d'autres.

L'énoncé qui précède indique suffisamment avec quelle attention doivent être surveillées l'enfance et l'adolescence des sujets à tempérament lymphatique. Les principes suivants ne doivent jamais être perdus de vue :

1° Faire respirer un air pur suffisamment renouvelé. S'il se peut, séjour à la campagne dans un lieu sec élevé ; habitation saine ;

2° Exercice régulier suffisant et en rapport avec les forces ; dans l'enfance et l'adolescence, gymnastique et ablutions froides ;

3° Alimentation saine, abondante, essentiellement composée de viandes mélangées pourtant de quelques légumes ; emploi régulier, au moins deux ou trois mois par année, jusqu'à la virilité, d'un petit verre à liqueur d'huile de foie de morue brune de Berthé ; après le repas, depuis une cuillerée à café jusqu'à un verre à liqueur, suivant l'âge de l'enfant, d'élixir hygiénique au quinquina du docteur Muller ;

4° Éviter avec soin l'influence de l'humidité et toutes les causes morbifiques quelconques ;

5° Combattre rapidement les maladies dès leur début ; n'avoir que fort rarement recours aux émissions sanguines, purgatifs, et revenir aussitôt que possible aux toniques, tels que viande, vin de Bordeaux, élixir hygiénique au quinquina, ablutions froides, etc.

Les affections bronchiques, catarrhales, tuberculeuses, si graves chez ces sujets, seront surveillées avec la plus grande attention. Jamais on ne laissera une toux, un rhume, pour si faible qu'il soit, sans le traiter immédiatement; le sirop et la pâte de Berthé seront donnés de préférence. Le rhumatisme, la goutte, sont fréquents chez les individus à tempérament sanguin-lymphatique; on les traitera immédiatement par les dragées du docteur Thompson, dont l'effet est certain, et on imposera au malade l'obligation de se soumettre régulièrement à l'usage de ces dragées, qui écartent ainsi tous les nouveaux accès.

TEMPÉRAMENT BILIEUX.

La plupart des hygiénistes nient l'existence du tempérament bilieux; malgré cela, on ne saurait mettre en doute que les trois états morbides suivants se développent de préférence chez les individus qui ont la teinte foncée et légèrement jaunâtre de la peau, le système bilieux abondant, les formes rudes, sans embonpoint, la charpente osseuse forte.

Les trois états morbides propres aux individus dont nous venons d'énumérer les dispositions organiques sont : 1° une prédisposition manifeste aux maladies du foie; 2° la fréquence des maladies des voies digestives; 3° une prédisposition presque constante aux affections hémorroïdales.

Les règles hygiéniques qui conviennent à ce tempérament sont les suivantes :

1° Sobriété habituelle, éviter tout excès de table, toute nourriture excitante, tout abus des alcooliques;

2° Prendre beaucoup d'exercice;

3° Fuir les émotions morales trop vives;

4° Se défendre de la constipation;

5° Combattre avec la plus grande attention les maladies des voies digestives, surveiller la bonne digestion des aliments, et la faciliter au besoin par l'usage des pastilles de Wasmann, les bonbons à la diastase de Peuvret et l'eau de Vichy;

6° Traiter immédiatement les hémorroïdes par les pilules antihémorroïdales du docteur Bonnet, et graisser la partie malade avec le baume du même docteur. Les affections hémorroïdales, en dehors des douleurs qu'elles causent, ont souvent des conséquences graves pour la santé générale; il est donc important de s'en débarrasser promptement;

7° La constipation sera combattue par les lavements froids tous les matins et au besoin par le vin toni-purgatif de Barbier, le meilleur, le plus inoffensif et le moins cher de tous les purgatifs [1].

VIEILLESSE.

Les caractères qu'on peut assigner aux individus parvenus à la vieillesse sont les suivants :

De soixante ans, époque où communément commence la vieillesse, jusqu'à quatre-vingts et quatre-vingt-dix ans, l'homme perd à peu près sept centimètres de sa taille, son poids diminue également; la peau durcit, se sèche, devient moins souple et se

[1] Dans les précédentes éditions de ce petit livre, nous avions arrêté ici nos notions sommaires d'hygiène. De nombreuses lettres nous ayant réclamé les notions hygiéniques plus spécialement applicables aux vieillards, nous nous conformons à cette juste réclamation en décrivant sous le titre *Vieillesse* les caractères organiques et les affections particulières à cet âge de la vie.

ride; les cheveux blanchissent et tombent; les dents tombent également.

Une conséquence des progrès de l'âge est l'atrophie et la raréfaction du tissu pulmonaire. C'est à elle qu'est due la fréquence des affections de la poitrine, bronchites aiguës et chroniques, pneumonie, etc.

L'appareil circulatoire s'oblitérant aussi, la circulation devient difficile, ce qui rend les affections du cœur fréquentes, ainsi que les congestions et l'hémorragie cérébrale.

Le tube digestif n'éprouve pas un affaiblissement aussi considérable que les autres appareils; toutefois les indigestions sont fréquentes, et il est important de les éviter, car on a constaté à leur suite nombre de congestions et d'hémorragies cérébrales.

Voici les règles hygiéniques qui conviennent à cette période de la vie :

1° Éviter les influences morales ou physiques trop énergiques;

2° Se défendre avec soin des variations brusques de température. Le froid détermine des bronchites, des pneumonies, qu'on traitera avec le plus grand soin dès le début (pâte et sirop de Berthé). Les vêtements doivent être très-chauds. Éviter l'élévation de température exagérée des appartements, la chaleur produisant souvent des congestions;

3° Les vieillards doivent éviter les émotions vives, les travaux intellectuels trop assidus qui retentissent sur le cerveau et sur le cœur;

4° Les fonctions digestives doivent être ménagées; on surveillera les aliments afin d'éviter les indigestions, et on maintiendra l'intégrité des fonctions digestives par l'usage régulier de l'élixir hygiénique au quina du docteur Muller et par l'emploi des pastilles de Wasmann et des bonbons de Peuvret;

5° Le durcissement, la sécheresse de la peau et les rides qui en sont la conséquence seront avantageusement évités par l'usage du *baume des Hellènes* de Wallon, formule retrouvée du cosmétique le plus renommé de l'antiquité.

PARIS. — TYPOGRAPHIE DE HENRI PLON, IMPRIMEUR DE L'EMPEREUR,
8, rue Garancière.

www.ingramcontent.com/pod-product-compliance
Ingram Content Group UK Ltd.
Pitfield, Milton Keynes, MK11 3LW, UK
UKHW020228200726
13856UKWH00004B/1650

9 782013 075237